AF124900

Doris Paas
Kurz und klar: Zöliakie und Gluten-Sensitivität

Doris Paas

# Kurz und klar:
# Zöliakie und Gluten-Sensitivität

Paas'sche Heftchenreihe

Bibliografische Information der
Deutschen Nationalbibliothek:
Die Deutsche Nationalbibliothek verzeichnet diese
Publikation in der Deutschen Nationalbibliografie;
detaillierte bibliografische Daten sind im Internet über
http://dnb.dnb.de abrufbar.

Doris Paas
Kurz und klar: Zöliakie und Gluten-Sensitivität
© 2015 Doris Paas
Satz, Umschlag und Illustrationen: Doris Paas
Herstellung und Verlag:
BoD – Books on Demand, Norderstedt
ISBN 978-3-7347-5937-6

# Inhalt

## Zöliakie und Gluten-Sensitivität

Die Zöliakie ist eine Erkrankung, bei der der Verzehr von Gluten, einem Bestandteil von Getreide, zu schweren Verdauungsproblemen führt. Deshalb dürfen Menschen mit Zöliakie kein Getreide und keine Getreideprodukte wie Brot, Kuchen und Gebäck essen. Auch Menschen mit einer Gluten-Sensitivität dürfen keine Getreideprodukte verzehren, denn auch sie bekommen Bauchschmerzen und Blähungen und vieles mehr nach dem Essen von glutenhaltigen Lebensmitteln.

Die Unterschiede bestehen jedoch vor allem in den Ursachen der beiden Erkrankungen und auch in den nicht sichtbaren Vorgängen, die sich innerhalb des Körpers im Darm abspielen und die es erforderlich machen, sich mehr oder weniger konsequent an eine erforderliche Diät halten zu müssen.

Im Folgenden erfahren Sie zuerst Grundlegendes über Ihre Verdauung, dann werden die Unterschiede von Zöliakie und Gluten-Sensitivität genauer erklärt, die wichtigsten Begriffe definiert, es wird über die Ursachen und natürlich über Diagnose- und Behandlungsmöglichkeiten informiert und last, but not least erfahren Sie, welche Lebensmittel Sie essen dürfen und sollten, um beschwerdefrei leben zu können.

## Verdauungssystem (schematisch dargestellt)

1 Mund
2 Speicheldrüsen
3 Speiseröhre
4 Magen
5 Zwölffingerdarm
6 Dünndarm
7 Dickdarm
8 End- oder Mastdarm
9 After
10 Leber
11 Gallenblase
12 Bauchspeicheldrüse

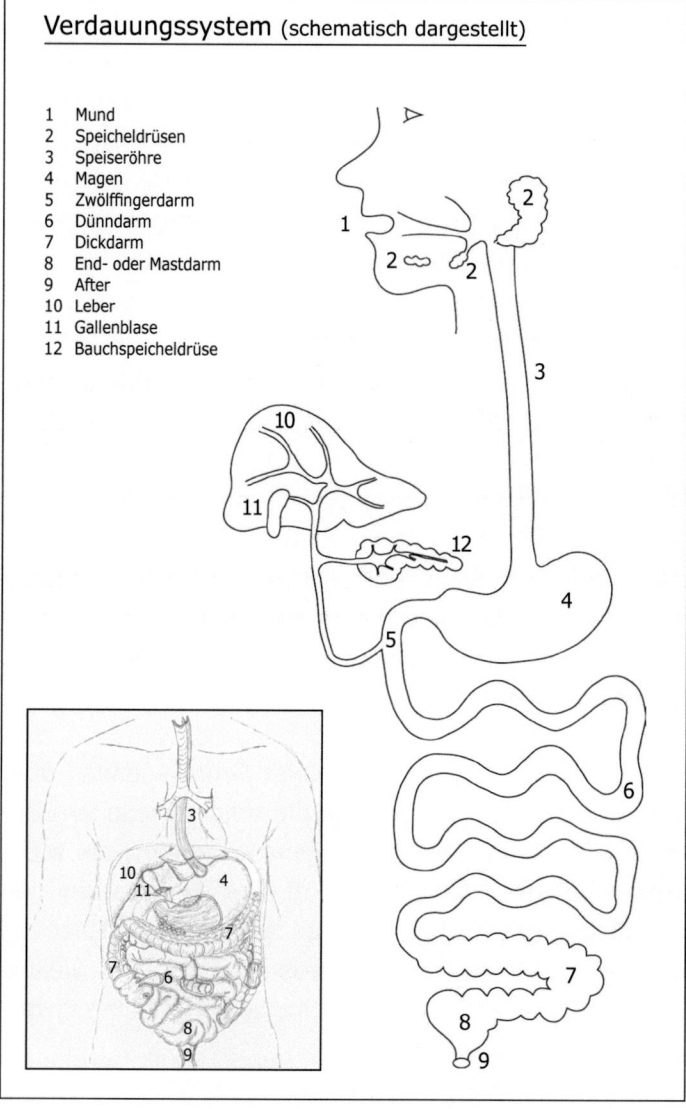

## Verdauung

Bevor Sie »tiefer in die Materie einsteigen«, ist es wichtig zu verstehen, wie Verdauung überhaupt funktioniert. Auch wenn man bei dem Begriff »Verdauung« immer erst an den Darm und seine Ausscheidungen denkt, ist Verdauung doch sehr viel mehr.

Die Verdauung beginnt auch nicht erst im Mund – schon mit den Augen und der Nase nehmen wir unser Essen wahr, wodurch bereits jetzt die Verdauungssäfte angeregt werden: Es läuft uns im wahrsten Sinne des Wortes »das Wasser im Mund zusammen«, und auch die Produktion der Verdauungssekrete in Magen und Bauchspeicheldrüse wird angeregt. Dann führen wir die Speise zum Mund und beißen einen Happen ab. Die Zähne zermahlen ihn, Speichel wird hinzugegeben – die ersten Schritte der eigentlichen Verdauung. Dann schlucken wir die Speise hinunter, und sie gleitet durch die Speiseröhre in den Magen. Dort wird der Speisebrei mit der Magensäure vermischt. Diese tötet Bakterien ab und beginnt mit der ersten Aufspaltung der Nahrungsbestandteile. Um nicht selbst durch die aggressive Säure geschädigt zu werden, schützt sich die Magenwand mit einer widerstandsfähigen Schleimschicht.

In kleinen Portionen wird nach und nach die so vorbereitete Nahrung in den obersten Teil des Dünndarms, den Zwölffingerdarm abgegeben. Auf dem Weg dorthin wird

die Magensäure durch Hinzugabe von basischen Verdau-
ungssäften neutralisiert, damit die empfindliche Schleimhaut nicht geschädigt wird.

Im Dünndarm werden die Bestandteile der Nahrung wie
Eiweiße, Fette und Kohlenhydrate u.a. mit Enzymen zer-
legt und aufgespalten – nur ganz kleine Nahrungsbau-
steine passen durch die Zellzwischenräume der Darmschleimhaut hindurch und können ins Blut transportiert
werden. Mit dem Blut gelangen die Nährstoffe zum Teil
zur Weiterverarbeitung in die Leber, zum anderen Teil
aber auch direkt zu den Körperzellen oder ins Gehirn, wo
sie als Energie genutzt werden.

Der dünnflüssige Brei mit den unverarbeiteten Nahrungs-
resten wird weiter in den Dickdarm transportiert. Dort
wird – wie die Bezeichnungen bereits vermuten lassen –
der bis dahin dünnflüssige Speisebrei eingedickt, indem
Flüssigkeit entzogen und diese recycled wird. Gleichzeitig
werden letzte verwertbare Nährstoffe aufgenommen. Der
unverdauliche Rest gelangt in den Enddarm und wird als
Kot ausgeschieden.

Dieses Wunder insgesamt nennt sich Verdauung – das,
was Sie auf der Toilette hinterlassen, ist lediglich das
sichtbare Endprodukt eines phantastischen Vorgangs in
unserem Körper. Im Allgemeinen merken wir davon so
gut wie gar nichts. Erst, wenn etwas nicht richtig funk-

tioniert, wenn wir Bauchschmerzen, Blähungen, Durchfall oder Verstopfung haben, nehmen wir unsere Verdauung zur Kenntnis. Es ist deshalb gut, sich einmal mit den Vorgängen bekannt zu machen, zu verstehen, wenn etwas nicht so richtig funktioniert und welche Maßnahmen helfen können, damit unser Verdauungssystem wieder ohne Probleme für uns arbeiten kann.

## Die Dünndarmschleimhaut

Um all diese Verdauungsfunktionen ausüben zu können, ist die Oberfläche des Darms unbeschreiblich groß – würde man die Schleimhaut ausbreiten, könnte sie das Feld eines Tennisplatzes bedecken. Allein das »Darmrohr« aufzuschneiden und auszubreiten, ergibt diese rund 400m$^2$ natürlich noch nicht. Die Darmschleimhaut macht sich jedoch mit einem Trick ganz groß: Sie hat sich zu den so genannten Darmzotten aufgefaltet (siehe Seite 28, Nr. 1), deren Oberfläche selbst wiederum zu noch kleineren Mikrozotten, den Mikrovilli, aufgefaltet ist (Seite 28, Nr. 2). Diese bürstenförmige Oberfläche kann nun mit all den Bestandteilen aus der Nahrung komplett in Berührung kommen und die Nährstoffe aus dem Speisebrei aufnehmen.

In den Zellen der Dünndarmschleimhaut werden Enzyme und viele andere Stoffe gebildet, die erforderlich sind, um die großen Nahrungsbestandteile aufzuspalten. So verarbeitet können sie die Schleimhautbarriere durchdringen, um ins Blut aufgenommen zu werden.

## Die Darmflora

Im Dickdarm lebt die Darmflora, auch Mikrobiota oder Mikrobiom genannt. Im Gegensatz zum schwach besiedelten Dünndarm ist die Dickdarmschleimhaut mit einer unvorstellbar großen Menge Darmbakterien bedeckt, die u.a. wichtige Funktionen für unser Immunsystem haben. Diese Bakterien können aber auch selbst Nahrungsbestandteile für sich und ihren eigenen Stoffwechsel nutzen. Dabei entstehen Säuren und Gase als Abfallprodukte.

Fehlen im Dünndarm die zur Aufspaltung und Verarbeitung der größeren Bestandteile erforderlichen Enzyme oder entspricht ihre Produktion nicht den Erfordernissen des Nahrungsangebots, gelangen viele unverdaute Bestandteile in den Dickdarm, und je mehr Nahrungsreste den Darmbakterien zur Verfügung stehen, desto mehr »Abgase« entstehen, die Bauchschmerzen verursachen können und als Blähungen den Körper auf natürlichem Wege verlassen müssen.

Wenn Nahrungsmittel-Unverträglichkeiten bestehen und diesen nicht mit der erforderlichen Diät und Konsequenz begegnet wird, nimmt die Darmflora auf Dauer Schaden, denn die Bakterien fühlen sich in dem selbstgeschaffenen, feindlichen Gas- und Säure-Milieu nicht wohl. Dies hat natürlich Folgen – nicht nur für die Verdauung, sondern auch für das Immunsystem und letztendlich auch für Gesundheit und Wohlbefinden.

## Gluten – was ist das?

Gluten ist ein Eiweiß-Bestandteil in den meisten heimischen Getreidesorten. Das Protein hat bindende Eigenschaften und wird aus diesem Grunde auch »Klebereiweiß« genannt (glue = Leim, lat.). Man spricht diesen Begriff mit einem langen e aus, also wie »Glutehn«.

Gluten ist vor allem in Weizen, Roggen und Gerste (siehe Seite 34), aber auch in allen Urformen oder Abkömmlingen dieser Getreide enthalten. Dies sind z.B. Dinkel, Grünkern, Emmer, Einkorn oder Kamut. Hafer (siehe Seite 36) enthält eigentlich kein Gluten, sondern »nur« ein ähnliches, aber etwas weniger aggressives Protein, das Avenin. Durch Verunreinigungen mit anderen Getreidekörnern auf dem Feld oder in der Fabrik können jedoch auch in Haferprodukten nennenswerte Glutenmengen enthalten sein. Gluten und Avenin sind Stoffe, mit denen sich die Getreide vor Fraßfeinden schützen – da ist es leicht einzusehen, dass diese Substanzen wohl auch für unser Verdauungssystem nicht ganz unproblematisch sind.

Da vor allem Weizen, aber auch Roggen und Gerste aufgrund ihrer bindenden Eigenschaften als Brot- und Backgetreide und darüber hinaus auch für Nudeln und andere Teigwaren vermehrt eingesetzt werden, ist unsere Nahrung insgesamt sehr stark glutenhaltig. Und insbesondere der Weizen wurde in den letzten 50 bis 70 Jahren u.a.

mehr und mehr auf einen hohen Glutengehalt gezüchtet, eben weil das Gluten von der Nahrungsmittelindustrie die oben beschriebenen, erwünschten Eigenschaften hat.

Ungeachtet der Tatsache, dass der Verzehr großer Gluten-mengen für kein menschliches Verdauungssystem vor-teilhaft ist, wird dieses hochgezüchtete Getreide ohne Rücksicht auf die Folgen für die Verbraucher von der In-dustrie auch in allen möglichen Nahrungsmitteln einge-setzt, in denen man eigentlich kein Getreide vermutet. So wird Gluten aufgrund der Bindefreudigkeit auch als technischer Hilfsstoff u.a. in Wurst- und Fleischwaren, Milchprodukten und Käse, aber auch in Gewürzen und Tee und sogar in Medikamenten verwendet – es gibt kei-ne industriell bearbeitete Nahrungsmittelgruppe, in der nicht Gluten Verwendung finden könnte und die garan-tiert immer frei von Gluten ist.

Da es jedoch Erkrankungen gibt, bei denen der Verzehr sogar kleinster Glutenmengen sehr verhängnisvoll sein kann, ist die Deklaration (Kennzeichnung) von Gluten in Nahrungsmitteln gesetzlich vorgeschrieben. Und nicht nur der Gehalt nachweisbarer Mengen, sondern auch die Möglichkeit eines Vorhandenseins muss mit dem Hinweis »kann Spuren von Gluten enthalten« kenntlich gemacht werden.

## Beschwerden

Gemeinsam haben eine Zöliakie und eine Gluten-Sensitivität, dass in beiden Fällen das Klebereiweiß Gluten unverträglich ist und der Verzehr zu Beschwerden führt. Auch wenn es sich um unterschiedliche Erkrankungen handelt, treten bei beiden zuerst einmal Verdauungsbeschwerden wie Bauchgrummeln, Bauchschmerzen bis hin zu Krämpfen, Blähungen, häufige Stühle, Durchfälle und/oder Verstopfung auf.

Bei der Zöliakie können jedoch auch die verschiedensten diffusen Beschwerden hinzukommen, die man zuerst gar nicht mit der Ernährung in Verbindung bringt. Diese reichen von Müdigkeit, Abgeschlagenheit oder auch Kopfschmerzen und Sehstörungen bis hin zu verschiedenen Hautproblemen und vielem anderen mehr.

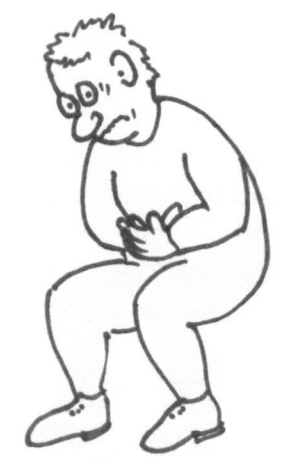

Der Auslöser (Trigger) der Beschwerden ist bei beiden Erkrankungen das Gluten. Die Art der Symptome und deren Ausprägung erklären sich jedoch durch die ganz unterschiedlichen Ursachen dieser beiden nur scheinbar ähnlichen Erkrankungen.

## Unverträglichkeiten und Allergien

Wenn man immer wieder unter Verdauungsproblemen und/oder diversen anderen, teils diffusen Beschwerden zu leiden hat, steht irgendwann einmal der Verdacht im Raume, dass eventuell Nahrungsmittel die Verursacher sein könnten, also eine Nahrungsmittel-Unverträglichkeit oder eine Nahrungsmittel-Allergie vorliegen könnte.

Als Hilfestellung für eine Diagnose ist es nun wichtig, die ganz persönlichen Verursacher herauszufinden. Hierbei ist zuerst einmal hilfreich, ein Ernährungstagebuch zu führen, denn es kann die Lebensmittel entlarven, die Beschwerden verursachen. Als Hilfestellung für eine Diagnose dient aber auch das Verständnis über die Unterschiede und die Abgrenzung von Unverträglichkeiten und Allergien.

Deshalb soll an dieser Stelle nicht nur geklärt werden, welche Arten von Gluten-Unverträglichkeiten es gibt, nämlich zum einen die Zöliakie und zum anderen die Gluten-Sensitivität. Auch möchte ich für Sie die Unterscheidungsmerkmale der verschiedenen Erkrankungsformen herausarbeiten.

Oftmals werden die Begriffe »Allergie«, »Unverträglichkeit« und »Sensitivität« vermischt oder auch falsch gebraucht. Zunächst soll hier deshalb eine klare Abgrenzung zwischen diesen Bezeichnungen gezogen werden, und auch der Begriff »Autoimmunerkrankung« muss in diesem Zusammenhang definiert werden.

## Bezeichnungs-Wirrwarr

Streng genommen sind sowohl die im Folgenden als »Unverträglichkeit« und »Sensitivität« aufgeführten Probleme als auch die »Allergien« unter dem großen Überbegriff »Nahrungsmittel-Unverträglichkeiten« einzuordnen, da hier Nahrungsmittel nicht bekömmlich, also unverträglich sind.

Als Unterbegriffe werden in manchen wissenschaftlichen Abhandlungen die »nichtimmunologisch bedingten Nahrungsmittel-Unverträglichkeiten« und die »immunologisch bedingten Nahrungsmittel-Unverträglichkeiten« verwendet. Für die Gluten-Sensitivität wird in manchen Quellen auch der Begriff »nicht-Zöliakie-bedingte Gluten-Sensitivität« (NCGS = non celiac gluten sensitivity, engl.) verwendet. Da diese Wortungetüme jedoch bei Laien nicht unbedingt zur Klärung beitragen, hat es sich eingebürgert, den Begriff »Nahrungsmittel-Unverträglichkeiten« abzugrenzen und nur für das nichtimmunologische Wirkprinzip zu verwenden und den Begriff »Nahrungsmittel-Allergien« für das Wirkprinzip mit Beteiligung des Immunsystems zu verwenden. Somit werden hier nun die beiden Begriffe getrennt voneinander verwendet und die Autoimmunerkrankungen ebenfalls klar abgegrenzt betrachtet.

## Nahrungsmittel-Unverträglichkeit und Sensitivität

Bei Nahrungsmittel-Unverträglichkeiten und Nahrungsmittel-Sensitivitäten werden bestimmte Stoffe mehr oder weniger schlecht vertragen. Je mehr man von dem unverträglichen Bestandteil isst, desto größer werden die Beschwerden. Die Hauptbeschwerden sind immer auf das Verdauungssystem beschränkt, treten also da auf, wo der Stoff mit dem Körper in Berührung kommt. Natürlich können aus diesen Beschwerden (siehe auch Seite 16) weitere Folgen resultieren, aber zuerst einmal hat man Verdauungsprobleme.

Für die meisten Nährstoffe, die wir zu uns nehmen, gibt es in unserem Verdauungssystem ganz bestimmte Substanzen, die diese Nährstoffe so verarbeiten und zu den Zellen transportieren, dass unser Körper sie nutzen kann. Insbesondere sind hier die Enzyme (veraltete Bezeichnung: Fermente) zu nennen, die die größeren Nahrungsbestandteile in kleine Bausteine »zerschneiden«. Fehlen bestimme, für jeden Verarbeitungsprozess spezifische Enzyme, so unterbleiben diese Verarbeitungsschritte, und die Verdauung kann nicht reibungslos funktionieren.

Die bekanntesten Nahrungsmittel-Unverträglichkeiten sind Kohlenhydrat-Unverträglichkeiten wie die Laktose-Intoleranz[1] (Milchzucker-Unverträglichkeit) und die Fruktose-Intoleranz (Fruchtzucker-Unverträglichkeit). Bei der Laktose-Intoleranz beispielsweise fehlt das Enzym Laktase, das die beiden verbundenen Bausteine des Milchzuckers – den Traubenzucker und den Schleimzucker – trennt. Nur wenn die Bausteine im Dünndarm getrennt werden, passen sie durch die Zwischenräume zwischen den Darmschleimhautzellen hindurch und können ins Blut gelangen, wo der Traubenzucker als Energielieferant direkt zu den Körperzellen transportiert wird und der Schleimzucker zur weiteren Verarbeitung die Leber erreicht. Unterbleibt die Trennung, weil es an Laktase-Enzym mangelt oder es so gut wie ganz fehlt, verbleibt der Milchzucker im Stuhl und wird weiter in den Dickdarm transportiert, wo er von Darmbakterien verstoffwechselt (vergoren) wird. Dabei entstehen die bereits beschriebenen »Abgase«.

Auch giftige Stoffe verursachen umso mehr Probleme, je größer die verzehrte Menge ist. Gluten ist so ein »Gift« – ein natürliches Pestizid, mit dem die Getreidepflanze den Fraßfeinden den Appetit verderben will, um sie in Zukunft von sich fern zu halten. Für einen solchen Stoff gibt es auch im menschlichen Verdauungssystem kein Enzym und auch kein »Gegengift«. Natürlich sind wir keine kleinen Insekten, aber größere Glutenmengen verursachen auch uns Bauchschmerzen – bei Menschen mit einem robusten Verdauungssystem weniger, bei empfindlichen, sensitiven Menschen eben leider mehr (sens = Sinn, lat.).

Es ist klar, dass die Beschwerden sowohl bei einer Unverträglichkeit als auch bei einer Sensitivität mengenabhängig sind: Je mehr von dem unverträglichen Stoff verzehrt wird, desto größer werden die Beschwerden. Dies ist ein ganz entscheidendes Merkmal von Nahrungsmittel-Unverträglichkeiten und -Sensitivitäten.

Weiterhin treten die Beschwerden immer zeitversetzt auf: Nicht sofort bei der Mahlzeit bekommt man Probleme, sondern erst, wenn der unverträgliche Stoff im Dickdarm angekommen ist und die Gärprozesse begonnen haben. Der Zeitversatz kann sich – je nach Art der Nahrung und je nachdem, ob der Verzehr auf nüchternen Magen oder aber später am Tag oder das unbekömmliche Lebensmittel allein oder aber zusammen mit anderen, schwerer verdaulichen, gegessen wird – zwischen einer halben oder auch mehreren Stunden bewegen. Ein solcher Zeitversatz charakterisiert ebenfalls die Nahrungsmittel-Unverträglichkeit und die Nahrungsmittel-Sensitivität.

## Nahrungsmittel-Allergie

Unser Organismus ist nahezu perfekt ausgerüstet, um sich gegen schädliche Stoffe zu wehren. Dies können Stoffe sein, die von außen auf den Körper einwirken oder die wir einatmen, Krankheitserreger, die eindringen, oder aber auch Nahrungsmittel, die wir aufnehmen. Manche Stoffe wirken unmittelbar giftig, manche aber müssen erst »kennengelernt« werden. Nach dieser Kennenlernphase jedoch erinnert sich der Körper und kann beim nächsten Kontakt schneller mit Abwehrmechanismen reagieren.

Dies ist wichtig beispielsweise bei Krankheiten, die durch Viren oder Bakterien verursacht werden: Wir wissen alle, dass wir im Allgemeinen nur einmal an Kinderkrankheiten erkranken, danach sind wir immun dagegen. Der Körper hat sich das Bild der Erreger gemerkt und kann bei einem erneuten Kontakt unverzüglich Antikörper bilden und die Erreger sofort vernichten – die Krankheit bricht nicht noch einmal aus.

Mit solchen immunologischen Vorgängen reagiert der Körper auf fremde Eiweißbausteine und schützt sich so vor schädigenden Einflüssen und Krankheiten. Es gibt jedoch auch Proteine, die eigentlich nicht schädlich wirken, gegen die manche Menschen aber mit unangepassten immunologischen Abwehrmechanismen reagieren. Hierbei interpretiert ein Körper die Wirkung eines Stoffes (z.B. von Äpfeln oder Erdnüssen) falsch und glaubt, dass dieser schädlich sei – er hat etwas Falsches gelernt und in den Immunglobulinen gespeichert und wird nun jedes Mal, wenn der Stoff aufgenommen wird, mit einer Abwehr reagieren. Solche Reaktionen nennt man Allergien.

Da jeder Körper ganz individuell Nahrungsmittel-Bestandteile als allergen einstufen kann, sind die Nahrungsmittel-Allergien sehr viel vielfältiger als die Nahrungsmittel-Unverträglichkeiten – und deshalb sehr viel schwerer fassbar.

Durch die immunologische Reaktion (das gebildete Gedächtnis) kann der Körper nach der Kennenlernphase schon bei Aufnahme kleinster Mengen vollkommen unangemessen und überzogen reagieren – in unserem Beispiel schon beim Verzehr eines kleinen Apfelstückchens oder eines Erdnusskrümels. Die Heftigkeit der Reaktion ist also unabhängig von der verzehrten Menge des Allergens – dies unterscheidet eine Allergie von einer Unverträglichkeit.

Weiterhin können die allergischen Reaktionen teilweise sofort nach dem Verzehr auftreten (Sofortreaktionen) – auch dies ein sicheres Unterscheidungsmerkmal. Es gibt zwar auch allergische Spätreaktionen, aber auch hier gibt es trotz des zeitlichen Versatzes noch das Mengenindiz zur Abgrenzung.

Auch Ort und Heftigkeit von Beschwerden können ein Unterscheidungsmerkmal darstellen: Beschwerden bei Unverträglichkeiten können zwar auch recht unangenehm sein, sind aber zuerst einmal immer auf den Kontaktort, also auf das Verdauungssystem konzentriert und vor allem nie lebensbedrohend. Da bei allergischen Reaktionen Prozesse stattfinden, die das gesamte Abwehrsystem des Körpers mobilisieren, können die Reaktionen an allen möglichen und unerwarteten Körperstellen auftreten (Verdauungssystem, Haut, Atmungsorgane, Augen, Nase etc.). Es kann also durchaus ein Atemproblem auftreten, wenn man ein Allergen verzehrt. Und vor allem können

allergische Reaktionen so heftig sein, dass sie lebens-
bedrohlich sind. Beim so genannten »anaphylaktischen
Schock« werden wichtige Organe und insbesondere das
Gehirn nicht mehr durchblutet und mit Sauerstoff versorgt – ein lebensbedrohlicher Zustand, der umgehend
notärztlich versorgt werden muss. Solche heftigen Reaktionen sind bei Nahrungsmittel-Unverträglichkeiten ausgeschlossen.

Allergene dürfen – auch nicht in Spuren – verzehrt werden.
Unverträgliche Nahrungsmittel hingegen sollten weitestgehend gemieden werden, kleinere Mengen werden jedoch
in den überwiegenden Fällen toleriert.

Die allermeisten Allergien können mithilfe eines Bluttests
diagnostiziert werden, bei dem bestimmte Immunstoffe
(Immunglobulin des Typs E (IgE)) getestet werden. Bei
Nahrungsmittel-Unverträglichkeiten kann keine Erhö-
hung der IgEs festgestellt werden, da Nahrungsmittel-
Unverträglichkeiten grundsätzlich nicht immunologisch
bedingt sind.


## Autoimmunerkrankung

Unser Immunsystem kann – wie im Kapitel »Nahrungsmittel-Allergie« erklärt – auf fremde Proteinbestandteile
mit überschießenden Symptomen reagieren. Ziel dabei

ist es, die fremden Stoffe so rasch wie möglich loszuwerden oder sogar zu vernichten, damit der Körper keinen Schaden nimmt.

Bei einer Autoimmunerkrankung aber richtet sich das Immunsystem nicht gegen fremde Proteine, sondern gegen eigenes Körpergewebe, das es fälschlicherweise als »fremd« und »gefährlich« einstuft. Dies können beispielsweise Zellen der Bauchspeicheldrüse sein (mit der Folge eines Diabetes Typ 1) oder Zellen des Gelenkknorpels (mit der Folge von Rheuma). Bei Vorliegen einer entsprechenden genetischen Veranlagung kann sich das Immunsystem unter dem Einfluss von Gluten auch gegen die Zellen der eigenen Darmschleimhaut richten und diese zerstören. In diesem Falle spricht man von Zöliakie (früher auch Sprue (sprich Spruh) genannt).

Es sind bei der Autoimmunerkrankung (auto = selbst, gr.) also keine fremden Stoffe, die vom Immunsystem unschädlich gemacht werden, sondern die eigenen Körperzellen. Wenn jedoch – wie bei der Zöliakie – die Auslöser vermieden werden, unterbleiben die verhängnisvollen Reaktionen.

## Diagnose

Eine Zöliakie wird oft als Allergie bezeichnet, ist jedoch vielmehr eine Autoimmunerkrankung, bei der bereits kleinste Spuren von verzehrtem Gluten dazu führen, dass sich das Immunsystem gegen die Zellen der eigenen Dünndarmschleimhaut richtet und diese nach und nach zerstört.

Eine Gluten-Sensitivität ist »nur« eine Nahrungsmittel-Intoleranz mit allen Merkmalen einer Unverträglichkeit. Insbesondere ist sie mengenabhängig und die Intensität der Symptome von der Verzehrmenge abhängig. Dies bedeutet, dass kleinere Mengen Gluten meist völlig ohne Probleme toleriert werden, größere Mengen jedoch ebenfalls Beschwerden verursachen.

### Diagnose der Zöliakie

Obwohl bei beiden Erkrankungen das Gluten der Auslöser der Beschwerden ist, sind die Diagnosemethoden sehr unterschiedlich.

Die Diagnose einer Zöliakie wird durchgeführt, wenn die oben beschriebenen Symptome auftreten und alle anderen für diese Beschwerden möglichen Ursachen wie z.B. eine Unverträglichkeit von Kohlenhydraten wie u.a. eine Laktose- oder Fruktose-Intoleranz, aber auch eine Besiedelung des

Dünndarms mit »falschen« Bakterien (Dünndarmfehlbesiedelung) ausgeschlossen wurden.

Natürlich ist es möglich, dass neben einer Zöliakie auch andere Ursachen vorhanden sind, und das zeitgleiche Bestehen von Unverträglichkeiten und einer Zöliakie ist auch gar nicht ungewöhnlich. Hier muss man dann zuerst schauen, ob sich die Beschwerden unter einer entsprechenden Karenz (Vermeidung) des entsprechenden Kohlenhydrats sichtlich verbessern oder in etwa gleich bleiben. In letzterem Falle ist die Zöliakie-Diagnostik durchzuführen.

Nach dem Ausschluss aller anderen Ursachen werden zuerst die Antikörper gegen das Enzym Tissue-Transglutaminase (tTg) und der Endomysium-Antikörper (Ema-Ak) im Blut bestimmt. Sind diese auffällig, muss eine Magenspiegelung durchgeführt werden, bei der auch der obere Teil des Dünndarms, der Zwölffingerdarm, betrachtet und dabei die Qualität der dortigen Schleimhaut begutachtet wird.

Während dieser Untersuchung werden Proben der Dünndarmschleimhaut entnommen (Biopsie) und anschließend im Labor unter dem Mikroskop betrachtet und beurteilt. Der Zustand der Darmzotten und Schleimhautvertiefungen (Krypten) wird mithilfe der Marsh-Kriterien bewertet, die von 0 (gesund, siehe Seite 28, Nr. 1–2) bis 3c (Zotten vollständig abgeflacht, Krypten tief, siehe Seite 29, Nr. 3–5) reichen. Im Zusammenhang mit den

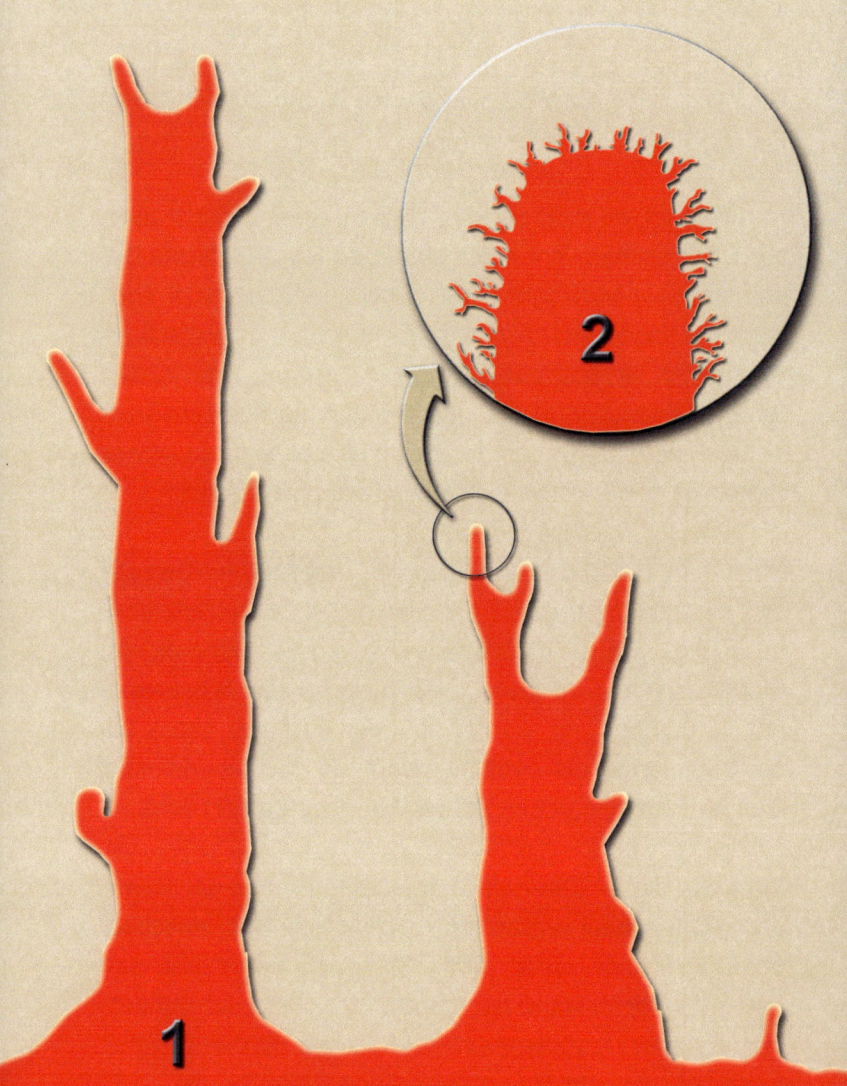

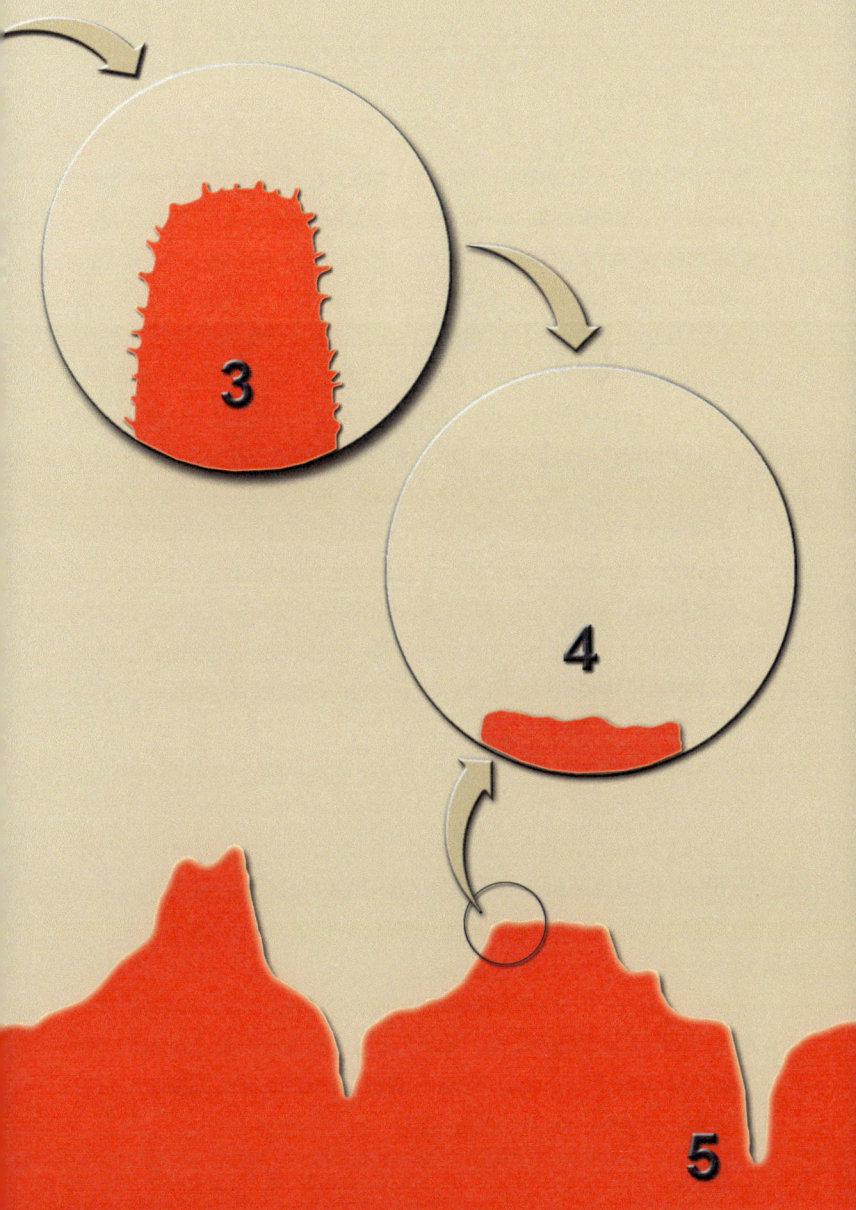

Antikörper-Werten kann dann eine sichere Diagnose ge-
stellt werden.

**Wichtiger Hinweis:** Diese beiden Diagnosemethoden
müssen unbedingt unter einer glutenhaltigen Kost durchgeführt werden. D.h. es muss vor der Diagnose mindestens
sechs Wochen lang ausreichend Gluten verzehrt worden
sein, denn unter Glutenkarenz oder auch einem einge-
schränkten Verzehr würden sich sowohl die Antikörperwerte
als auch der Zustand der Darmschleimhaut verbessern und
die Schlussfolgerungen der Untersuchungen an Aussage-
kraft verlieren. Vor der Diagnostik darf deshalb keinesfalls
auf eigene Faust eine glutenfreie oder glutenarme Diät eingehalten werden, auch wenn sich die Beschwerden dadurch
verbessern könnten. Für die anschließende, verlässliche
Diagnose müsste man wieder für mehrere Wochen Gluten
verzehren, und man hätte wertvolle Zeit verloren.

Auch wichtig ist, dass man diese Diagnose unbedingt bei
einem Facharzt für Gastroenterologie durchführen lässt.
Es gibt zwar mittlerweile so genannte »Gluten-Selbst-
tests«, von diesen möchte ich aber aufgrund der zahl-
reichen möglichen Fehlerquellen dringend abraten.

Erst, wenn beide Diagnose-Komponenten zweifelsfrei
eine Zöliakie bestätigen, darf und soll man ab sofort vollständig und konsequent auf den Verzehr von Gluten ver-
zichten (siehe auch Seite 38).

## Diagnose der Gluten-Sensitivität

Grundsätzlich kann die Diagnose einer Gluten-Senstitivität erst nach einer Zöliakie-Diagnostik durchgeführt werden, da zuerst ausgeschlossen sein muss, dass diese Autoimmunerkrankung die Beschwerden nach Glutenverzehr hervorruft.

Im Zuge dieser Zöliakie-Diagnostik wurden ja bereits die Antiköper bestimmt und die Darmschleimhaut begutachtet. Wichtigste Merkmale bei einer Gluten-Sensitivität sind, dass weder die Antikörper erhöht sind noch der Zustand der Darmschleimhaut krankhaft verändert ist. Auch alle anderen möglichen Ursachen wie Kohlenhydrat-Unverträglichkeiten oder eine Dünndarmfehlbesiedelung wurden bereits ausgeschlossen, so dass diese Untersuchungen nicht erneut durchgeführt werden müssen.

Zur Diagnose der Gluten-Sensitivität ist jetzt das Führen eines Verzehr- und Symptomtagebuchs (Ernährungstagebuch) über mehrere Wochen erforderlich. Man muss dabei sämtliche Nahrungsmittel, Getränke und Medikamente und die eventuell auftretenden Beschwerden und Zeitpunkte und Intensität des Auftretens protokollieren. Dabei muss man natürlich weiterhin Gluten verzehren, um den Zusammenhang zwischen den Beschwerden und dem Glutenverzehr herstellen zu können.

Erst wenn nach einem negativen Zöliakiebefund aus dem Ernährungstagebuch ein zeitlicher Zusammenhang zwischen Glutenverzehr und Beschwerden erkennbar ist, ist die Diagnose »Gluten-Sensitivität« wahrscheinlich und ein Minimieren des Glutenverzehrs sinnvoll.

## Weizenallergie

Der Vollständigkeit halber soll an dieser Stelle neben der Zöliakie und der Gluten-Sensitivität auch die Weizenallergie aufgeführt werden, die ein weiterer Grund dafür sein kann, dass Patienten nach dem Verzehr von Weizen mit Verdauungsbeschwerden oder sonstigen Symptomen reagieren.

Bei der Weizenallergie wirken verschiedene Proteine (z.B. Gluten oder Gliadin) des Weizens allergen. Die Weizenallergie kann mit den üblichen Methoden für Allergien diagnostiziert werden. Hier ist vor allem der Prick-Test zu nennen, bei dem das Allergen in einer Lösung auf die Haut getropft und diese dann anschließend angeritzt wird, um das Allergen in die Haut zu bringen. Danach wird beobachtet, ob und in welchem Maße sich die Haut um diese Stelle rötet oder sogar Quaddeln bildet. Je intensiver die Reaktion ausfällt, desto ausgeprägter ist die Allergie. Weiterhin trägt eine Blutuntersuchung, bei der bestimmte Parameter (IgE) bestimmt werden, zur Diagnosefindung bei.

Eine Allergie auf Weizen betrifft in den überwiegenden Fällen Kinder. Ein Grund dafür könnte sein, dass Kinder im Vergleich zu Erwachsenen noch eine eingeschränktere Lebensmittelauswahl haben. Ein noch nicht vollständig ausgereiftes Verdauungssystem muss sich dann mit diesen wenigen Lebensmitteln auseinandersetzen, die oftmals auch noch ein sehr hohes allergenes Potenzial aufzeigen. Aus dem gleichen Grund sind bei Kindern auch gehäuft Allergien auf Kuhmilcheiweiß zu beobachten (nicht mit der Milchzucker-Unverträglichkeit zu verwechseln). Interessant ist, dass sich diese kindlichen Nahrungsmittel-Allergien häufig unter einer strengen Karenz bis etwa zum Schuleintritt zurück entwickeln und die ehemals problematischen Lebensmittel unter ärztlicher Aufsicht vorsichtig und in kleinen Mengen wieder verzehrt werden können.

Wie bei jeder Allergie besteht auch die Behandlung der Weizenallergie im Meiden der Allergene. Hierbei ist es der Weizen, der gemieden werden muss. Dabei ist es wenig hilfreich, auf den deklarierten Begriff »Gluten« zu achten, denn Gluten kann sich ja auch in Roggen oder Gerste verbergen. Hier müssen Sie schauen, ob in den Nahrungsmitteln Weizen enthalten ist – aber auch die Deklaration dieser Zutat ist gesetzlich vorgeschrieben.

Wie bei der Gluten-Sensitivität werden bei der Weizenallergie die Zellen der Darmschleimhaut nicht zerstört.

Bei unkontrolliertem Weizenverzehr können jedoch neben den allergietypischen, teils schweren Problemen die Darmflora und die Darmschleimhaut in Mitleidenschaft gezogen werden, weshalb bei Weizenallergien sowohl bei Kindern als auch bei Erwachsenen der konsequente Weizenverzicht auch dann dringend angeraten wird, wenn die allergischen Symptome moderat ausfallen.

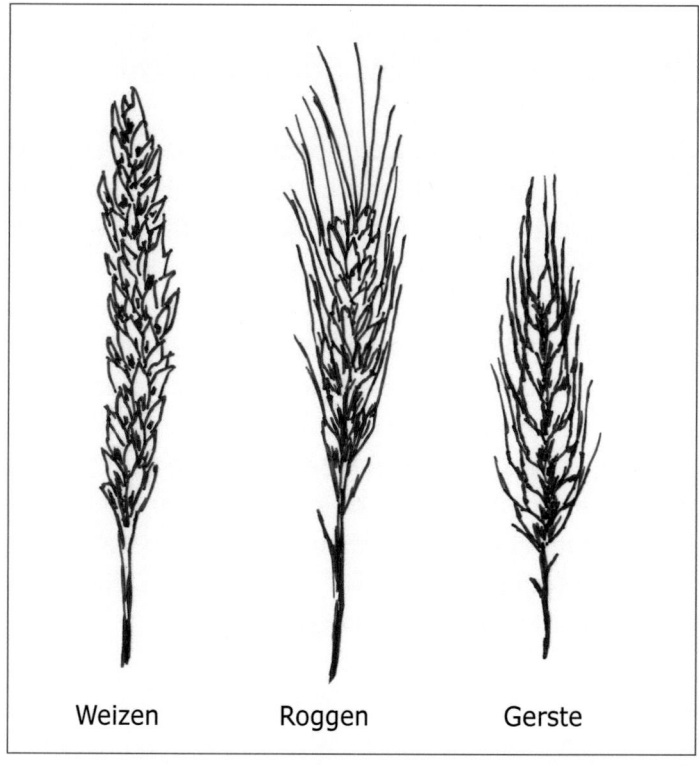

Weizen       Roggen       Gerste

## Ursachen

Interessant und wichtig ist es, sich sowohl bei einer Zöliakie als auch bei einer Gluten-Sensitivität über die Ursachen zu informieren, denn allein daraus ergeben sich die unterschiedlichen Behandlungsformen.

Eine Zöliakie entsteht durch eine genetische Veranlagung. Etwa 30% der Bevölkerung tragen diese Veranlagung in sich, die im HLA-Gen auf dem sechsten Chromosom sitzt. Jedoch führt diese Anlage nicht bei jedem zu einer Zöliakie-Erkrankung – weniger als 1% aller Menschen erkranken im Laufe ihres Lebens. Welche Faktoren dazu führen, ob und wann das Gen »eingeschaltet« wird, ist bisher noch unbekannt. Es wird intensiv geforscht, ob hier Einflüsse über die Ernährung, über sonstige Erkrankungen, über die Umwelt oder auch Stress mitbeteiligt sind.

Ebenso wenig kann etwas Abschließendes über die Ursache der ansteigenden Häufigkeit der Gluten-Sensitivität ausgesagt werden. Fakt ist, dass wir alle durch die in den letzten Jahrzehnten vorgenommenen gezielten Züchtungen des Weizens auf einen höheren Glutengehalt viel zu viel Gluten verzehren. Da Gluten – wie beschrieben – ein natürliches Pestizid ist, kann zumindest nicht ausgeschlossen werden, dass ein verstärkter Verzehr auch an uns und unserem Verdauungssystem u.U. nicht spurlos vorüber geht.

Weiterhin haben die Forscher in jüngster Zeit neben dem Gluten noch andere Reizstoffe in den gleichen Getreidesorten entdeckt: die »ATI« (Amylase-Trypsin-Inhibitoren), die hemmend auf die Verdauungsprozesse wirken können – bisher wurde dies zwar nur an Versuchsmäusen nachgewiesen, aber es könnte ein Hinweis auf einen weiteren Mechanismus sein, der vielleicht zukünftig auch neue Diagnoseverfahren ermöglicht.

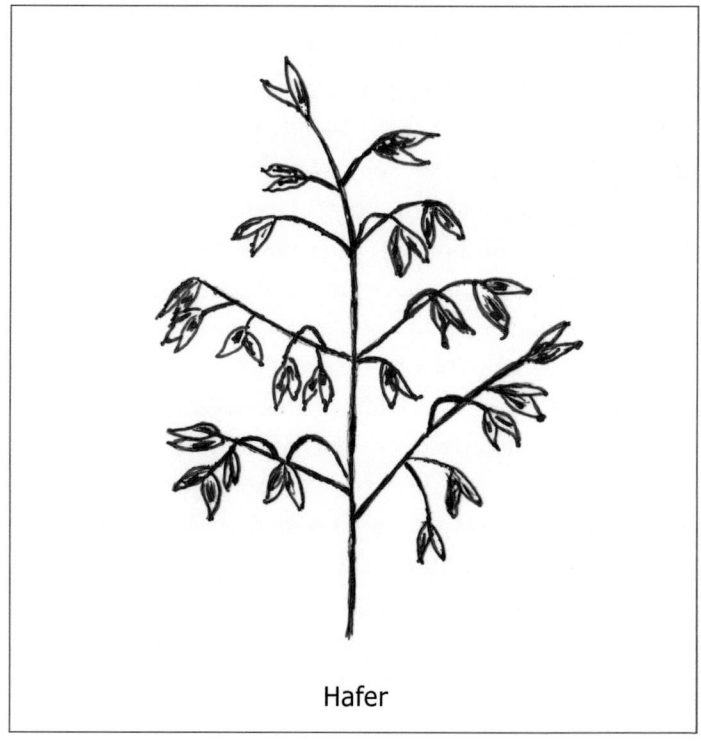

Hafer

## Behandlung

Sowohl bei der Zöliakie als auch bei der Gluten-Sensitivität muss auf Gluten verzichtet werden, um eine Besserung der Symptome zu erreichen. Zusätzlich kann für beide Erkrankungsformen gesagt werden, dass es vorteilhaft ist, eine gesunde und abwechslungsreiche Kost zu verzehren, um die Darmschleimhaut und die Darmflora zu unterstützen.

Auch die anderen eigentlich allgemeingültigen Maßnahmen wie u.a. der Verzicht auf das Rauchen, auf Alkohol und das Reduzieren von landläufig als »ungesund« eingestuften Nahrungsmitteln wie z.B. Zucker oder Fast Food wirken sich vorteilhaft auf den Krankheitsverlauf aus. Allein diese unspezifischen Maßnahmen können hilfreich sein und dazu führen, dass sich Symptome verbessern.

Bei beiden Erkrankungsformen ist es empfehlenswert, wenn man sich zumindest in der ersten Zeit nach der Diagnose die Mahlzeiten selbst zubereitet – dann weiß man immer, was darin enthalten ist. Auf diese Weise kann man am sichersten vermeiden, dass sich Gluten im Essen versteckt und man unbeabsichtigt Gluten zu sich nimmt.

Darüber hinaus sind natürlich bestimmte Behandlungsgrundsätze für die Zöliakie und für die Gluten-Sensitivität einzuhalten, um beschwerdefrei zu werden und zu bleiben.

## Behandlung der Zöliakie

Zuerst die schlechte Nachricht: eine Zöliakie ist nicht heilbar. Da sie erblich bedingt ist, ist die Ursache – also die Erbanlage – nicht veränderbar.

Nun aber die gute Nachricht: Mit der geeigneten Ernährung können die Beschwerden vollkommen zurückgehen. Deshalb besteht bei der Zöliakie die wichtigste Behandlungsform im Meiden von Gluten – und zwar ist hier ein absolutes, striktes Meiden erforderlich. Selbst kleinste Spuren von Gluten führen nicht nur unweigerlich wieder zu Beschwerden, zusätzlich wird auch die Darmschleimhaut weiter oder wieder geschädigt, weil der Zerstörungsprozess sofort wieder einsetzt. Sobald die Nahrung kein Gluten mehr enthält, kann sich die geschädigte Darmschleimhaut wieder regenerieren, was je nach Vorschädigung allerdings Monate bis sogar Jahre dauert. In besonders schweren Fällen, in denen eine jahrzehntelange Schädigung durch eine unentdeckte Zöliakie vorliegt, wird sich die Darmschleimhaut eventuell nur zum Teil regenerieren können. Aber die zöliakietypischen Beschwerden verschwinden auf jeden Fall. Auch die Werte der Zöliakie-Antikörper gehen unter konsequentem Glutenverzicht zurück.

Somit muss man bei einer Zöliakie immer die Hinweise auf den Lebensmittelverpackungen studieren. Die Deklaration von Gluten ist auf Nahrungsmitteln gesetzlich vorgeschrieben, sofern nicht ein Glutengehalt durch die aufgeführten Inhaltsstoffe Weizen, Roggen und/oder Gerste auf der Hand liegt. Selbst wenn dort »nur« der Hinweis angebracht ist, dass das Produkt »Spuren von Gluten enthalten kann«, ist ein solches Nahrungsmittels bei Zöliakie nicht geeignet.

Eine Spurenverunreinigung (Kontamination) kann nicht ausgeschlossen und muss deklariert werden, wenn z.b. in einem Herstellerbetrieb in der Produktion für gluten-haltige und für eigentlich glutenfreie Produkte dieselben Maschinen verwendet werden oder wenn eine Übertra-gung von glutenhaltigem Mehl oder Staub von gluten-haltigen auf eigentlich glutenfreie Produkte stattfinden könnte. Da bei einer Zöliakie bereits auch solch kleine Mengen den Zerstörungsprozess in der Darmschleimhaut anstoßen können, dürfen auch Nahrungsmittel mit dem Spuren-Hinweis nicht verzehrt werden.

Bei unverpackten Produkten beim Bäcker, Metzger, an Im-bissbuden, in Restaurants und Kantinen müssen Menschen mit Zöliakie immer nach den vorgeschriebenen, auslie-genden oder -hängenden Listen fragen und schauen, ob die Nahrungsmittel Gluten enthalten. Zur Sicherheit empfiehlt es sich immer – insbesondere in Restaurants – den Koch auf die Zöliakieerkrankung hinzuweisen, damit in der Küche Verun-reinigungen vermieden werden. Im Zweifelsfalle, wenn nicht genau zu ermitteln ist, ob ein Glutengehalt ausgeschlossen ist, ist es immer besser, sich für eine Alternative zu entscheiden.

Wenn durch die vorangegangene Schädigung der Dünndarm-schleimhaut weitere Nahrungsmittel-Unverträglichkeiten wie z.b. eine Laktose- und/oder Fruktose-Unverträglichkeit entstanden sind, ist diesen selbstverständlich – zumindest bis zu deren eventuellem Abklingen – mit einer geeigneten Ernährung zu begegnen.

## Behandlung der Gluten-Sensitivität

Bei der Gluten-Sensitivität ist es erforderlich, den Verzehr von Gluten weitestgehend zu meiden. Spuren von Gluten werden immer und kleinere Mengen je nach Ausprägung der individuellen Toleranzschwelle in den allermeisten Fällen toleriert, ohne dass Beschwerden auftreten.

Analog zu den Ausführungen im Abschnitt »Behandlung der Zöliakie« muss man sich auch bei einer Gluten-Sensitivität immer informieren, ob in den gekauften Nahrungsmitteln Gluten enthalten ist. Steht dort allerdings lediglich ein Hinweis, dass das Produkt »Spuren von Gluten enthalten kann«, ist ein Verzehr dieses Nahrungsmittels bei Gluten-Sensitivität unbedenklich.

Verzehrt man versehentlich (oder wissentlich) Gluten, folgen die bekannten Probleme wie Blähungen, Bauchschmerzen, Durchfälle und/oder Verstopfung, die jedoch nach kurzer Zeit verschwinden, sobald der Glutenverzehr

unterbleibt. Gravierendere Probleme oder gar Folge-
erkrankungen gibt es bei gelegentlichen »Sünden« nicht.

Trotzdem sollte die glutenfreie Diät im Großen und
Ganzen möglichst konsequent eingehalten werden, damit
Darmschleimhaut und Darmflora keinen Schaden nehmen. Selbst wenn bei der Gluten-Sensitivität die Zellen der
Darmschleimhaut nicht zerstört werden, kann bei unkontrolliertem Glutenverzehr jedoch auf Dauer die Darmflora
geschädigt und in diesem Zuge die Darmschleimhaut zumindest gereizt werden. Ein weitestgehend konsequenter
Verzicht auf glutenhaltige Nahrungsmittel ist also auch
dann unerlässlich, wenn die Symptome moderat ausfallen.

## Medikamente

Derzeit gibt es noch keine Medikamente, die zur wirksamen
Behandlung einer Zöliakie eingesetzt werden können. Neben
der absoluten Glutenkarenz sind bei einer Zöliakie allerdings
oftmals auch begleitende, vorübergehende Nahrungsergän-
zungen mit Vitaminen und/oder Mineralstoffen erforderlich,
solange die geschädigte Darmschleimhaut noch nicht in der
Lage ist, die Nahrung korrekt und gänzlich zu verdauen. Hier
ist immer eine genaue Diagnostik durch den behandelnden
Arzt erforderlich, um dann die fehlenden Vitalstoffe zu iden-
tifizieren und gezielt zu verordnen. Von einer Eigenbehand-
lung mit Präparaten aus dem Drogeriemarkt ist dringend

abzuraten, vor allem auch, weil hier unbedingt streng glutenfreie Präparate erforderlich sind.

Da bei einer Gluten-Sensitivität im Gegensatz zur Zöliakie keine Schädigung der Dünndarmschleimhaut vorliegt, sind behandlungsbedürftige Mangelerscheinungen nicht zu erwarten. Hier mit Nahrungsergänzungsmitteln zu arbeiten – erst recht in eigener Regie, ist in den allermeisten Fällen nicht erforderlich.

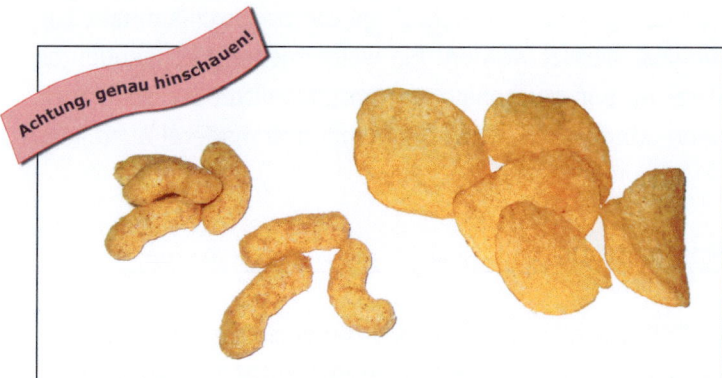

Achtung, genau hinschauen!

## Nur Erdnüsse und Kartoffeln?
Nicht immer ist (nur) das enthalten, was Sie vermuten!

**Erdnussflips**
Zutaten: Maisgrieß, Erdnusskerne, Palmöl, Salz, Tomatenpulver, Aroma, Hefeextraktpulver. Kann auch **Gluten** und Milch enthalten

**Kartoffelchips**
Zutaten: Kartoffeln, Sonnenblumenöl, Aroma, Speisesalz, Hefeextrakt (enthält **Gerste**), Paprikapulver, Zucker, Zwiebelpulver, Knoblauchpulver, Farbstoff (Paprikaextrakt), Raucharoma, Gewürzextrakte

## Geeignete Nahrungsmittel

Grundsätzlich sind sowohl bei der Zöliakie als auch bei der Gluten-Sensitivität »nur« glutenfreie Lebensmittel und Getränke für die Ernährung geeignet. Allerdings hört sich dies schlimmer an, als es ist, denn eigentlich sind außer den Produkten mit Weizen, Roggen, Gerste (und Hafer) und ihren Abkömmlingen alle Lebensmittel glutenfrei, solange sie nicht von der Nahrungsmittelindustrie be- oder verarbeitet wurden. Sie können also unbeschwert aus dem Angebot aus frischem Obst, Gemüse, Reis, Kartoffeln, Fleisch, Fisch, Eiern, Milch, Nüssen, Butter und pflanzlichen Ölen wählen.

Erst durch die industrielle Bearbeitung kann in solchen Nahrungsmitteln Gluten enthalten sein, das dann jedoch deklarationspflichtig ist (siehe nebenstehender Kasten).

Probleme ergeben sich bei Brot und Backwaren, denn diese enthalten immer Gluten – es sei denn, man kauft spezielle, glutenfreie Backwaren, die aus getreideähnlichen Lebensmitteln wie Reis, Hirse, Amaranth, Maronen und anderen (siehe Titelbild) hergestellt werden. Natürlich kann man glutenfreies Brot und Kuchen auch selbst backen. Es gibt mittlerweile nicht nur im Reformhaus, sondern beinahe in jedem Supermarkt entsprechende Backmischungen, denn auch die Nahrungsmittelindustrie hat die Zöliakie-Betroffenen und Menschen mit Gluten-Sensitivität als potenzielle Käufergruppe erkannt und bietet eine immer größer

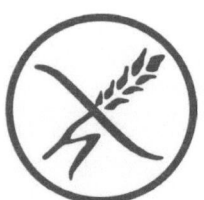 werdende Menge an glutenfreien Produkten an. Diese sind gekennzeichnet durch ein rundes Symbol, in dem eine durchgestrichene Ähre abgebildet ist.

Neben diesem Sortiment in Fachgeschäften und Supermärkten haben sich zusätzlich diverse Unternehmen auf den Versand von glutenfreien Produkten spezialisiert – teilweise als Teilbereich von Versandangeboten für Menschen mit den verschiedensten Allergien und Unverträglichkeiten. Hier sind dann mit dem Filter »Gluten« die benötigten Produkte auswählbar. Und natürlich können auch Mehrfachfilter gesetzt werden, wenn neben der Zöliakie oder Gluten-Sensitivität noch weitere Unverträglichkeiten (z.B. Laktose-Unverträglichkeit) und/oder Allergien vorliegen. Bitte informieren Sie sich auf meiner Website über die verschiedenen Lieferanten[2] (siehe Seite 51).

Ernährungsberatung

Sich weitestgehend oder sogar völlig glutenfrei zu ernähren, ist insbesondere am Anfang gleich nach der Diagnose gar nicht so einfach. Auch wenn es gesetzlich vorgeschrieben ist, im Nahrungsmittel-Verkauf einen Glutengehalt zu deklarieren, ist man insbesondere kurz nach der Diagnose doch zuerst oft ratlos.

Hier empfiehlt sich eine Beratung durch eine Ernährungs- oder spezialisierte Gesundheitsfachkraft, die Sie ein wenig »an die Hand nimmt« und bestenfalls auch zu Ihnen nach Hause kommt und mit Ihnen gemeinsam Ihren Vorratsschrank anschaut. Eine solche Beratung gibt Sicherheit und hilft, schon gleich zu Anfang, Fehler zu vermeiden.

## Deutsche Zöliakie Gesellschaft e.V.

Besonders hilfreich ist es auch, Mitglied bei der Deutschen Zöliakie Gesellschaft e.V.[3] zu werden. Diese Vereinigung gibt unersetzliche Tipps – nicht nur für die erste Zeit nach der Diagnose – es tauchen immer mal wieder generelle Fragen oder auch Fragen zu Produkten auf, die die Mitarbeiter dort kompetent beantworten. Da sie oftmals auch selbst betroffen sind, ist hier ein sehr großes Verständnis vorhanden.

Darüber hinaus gibt die DZG jedes Jahr eine Liste mit all jenen Produkten in Buchform heraus, die kein Gluten enthalten und unbedenklich verzehrt werden können (Positiv-Liste). Für diese Liste gibt es quartalsweise kleinere Updates, so dass man immer auf dem aktuellen Stand ist. Auch bei einer Gluten-Unverträglichkeit empfiehlt sich – zumindest für eine erste Zeit – die Mitgliedschaft bei der DZG, damit man in die glutenfreie Kost hinein findet und Fallen vermeiden kann.

## Apps für das Handy

Für das Handy gibt es mittlerweile zahlreiche Apps, mit denen man den QR- oder auch den Barcode auslesen kann. Hier kann man ganz einfach und schnell erkennen, ob ein Produkt glutenfrei ist oder nicht. Dies gilt natürlich nur für verpackte Nahrungsmittel, auf denen eine Zutatenliste und einen QR- oder Barcode aufgedruckt ist.

## DorisPaas.de – Lebensmittel-Datenbank

Generelle Hinweise darüber, ob ein Lebensmittel glutenfrei ist, finden Sie in der »DorisPaas.de – Lebensmittel-Datenbank«. Hier sind viele Hundert Lebensmittel nicht nur auf einen eventuellen Glutengehalt überprüft, Sie können auch gleichzeitig noch weitere Filter für mehrere verschiedene Nahrungsmittel-Unverträglichkeiten setzen. So kann man sich auf einen Blick geeignete Lebensmittel auch bei Mehrfach-Unverträglichkeiten anzeigen lassen. Weitere Informationen finden Sie auf meiner Website[4].

## Internetforen und Selbsthilfegruppen

Neben der Mitgliedschaft in der DZG kann man sich in verschiedenen Internet-Foren mit anderen Betroffenen austauschen. Gerade, wenn die nicht ganz einfache Diagnose erst einmal »verdaut« werden muss, können Tipps von »alten Hasen« sehr gut weiterhelfen. Sehr empfehlenswert ist hier u.a. der »Zöliakie-Treff[5]«.

Es gibt aber auch Selbsthilfegruppen für Betroffene von Zöliakie und Gluten-Sensitivität, in denen man sich vor Ort treffen kann. Einen solchen Besuch möchte ich Ihnen sehr ans Herz legen, um sich hier mit erfahrenen »Zölis« austauschen zu können. Bei der »Nationalen Kontaktstelle für Selbsthilfegruppen (NAKOS)[6]« können Sie sich über die verschiedenen Selbsthilfegruppen und/oder Ansprechpartner in Ihrer Nähe informieren. Auch die DZG sendet Ihnen auf Anfrage Adressen von Gesprächsgruppen in Ihrer Nähe zu.

Es kann sehr entspannend sein, sich mit anderen Betroffenen zu treffen und vielleicht auch gemeinsam zu essen. Hier braucht jeder das Gleiche, und Sie müssen nicht aufpassen, welche Lebensmittel oder Gerichte glutenhaltig oder glutenfrei sind. Alles ist dann glutenfrei, und Sie können unbeschwert gemeinsam genießen.

## Sie sind nicht selbst betroffen?

Insbesondere, wenn man an einer Zöliakie erkrankt ist, empfiehlt es sich dringend, sich mit weiterführender Literatur schlau zu machen, denn nur mit umfassenden Informationen schafft man es, trotz und mit dieser Erkrankung beschwerdefrei zu leben. Dieses Buch gibt Ihnen eine erste Orientierung, kann aber nicht alle wichtigen Fakten liefern.

Wenn Sie aber nicht selbst betroffen sind, sondern sich »nur« einmal über die Zusammenhänge informieren wollten, konnten Sie hier die wichtigsten Prinzipien kennenlernen. Vielleicht haben Sie in Ihrem Freundes- oder Bekanntenkreis einen Betroffenen mit Zöliakie oder Gluten-Sensitivität. Vor allem für das Zusammenessen (und Zusammenleben) ist es für die Nichtbetroffenen sehr wichtig, die Hintergründe der Erkrankungen zu verstehen und Möglichkeiten zu finden, so zu essen, dass jeder gesund bleibt und es trotzdem Freude macht, es sich schmecken zu lassen.

## Die Sache mit den Krümeln

Noch einmal: Bei einer Zöliakie darf man kein Gluten verzehren – auch nicht in Spuren. Bei einer Gluten-Sensitivität muss ebenfalls auf Gluten verzichtet werden, Spuren und Kontaminationen führen jedoch nicht zu Problemen. Aber auch hier kann schnell ein Krümelchen zum nächsten kommen – also am besten is(s)t man auch hier so konsequent wie möglich.

Somit muss man vor allem bei einer Zöliakie peinlichst darauf achten, dass neben den verwendeten, glutenfreien Zutaten auch keine Verunreinigungen von außen ins Essen geraten. Wenn Sie mit Betroffenen zusammen essen und leben, müssen auch Sie immer auf streng getrennte Lebensmittel achten. Es nützt nichts, wenn Sie ihr eigenes, glutenhaltiges Brot im gleichen Brotkorb mit glutenfreiem aufbewahren und anbieten, oder den an sich glutenfreien Kuchen mit dem gleichen Messer schneiden, mit dem Sie zuvor den glutenhaltigen aufgeteilt haben. Bereits der kleine Krümel oder die Reste am Messer schaden dem Betroffenen, und auch die eigentlich bekömmlichen Lebensmittel sind »ungenießbar« geworden.

Hier sind also auch Sie gefragt und müssen die Verantwortung mittragen. Ihre betroffenen Freunde, Verwandte, Bekannte oder Arbeitskollegen werden es Ihnen danken. Wenn mache uninformierte Tischgenossen meinen, »so ein paar Krümelchen könnten doch wohl nicht schaden«, wissen Sie es jetzt besser und können helfen, die bislang noch Unwissenden zu informieren. Durch Ihr verantwortungsvolles Verständnis steigern Sie nicht nur die Lebensqualität der Betroffenen, sondern auch Ihre eigene durch den gemeinsamen Genuss und die gemeinsame Freude am unbeschwerten Leben.

## Weiterführende Informationen

»Wissen ist Macht« sagte der englische Philosoph Francis Bacon – und er hat Recht: Je mehr Sie über die Hintergründe Ihrer Erkrankung wissen, desto leichter werden Sie damit umgehen können und desto weniger wird sie Ihr Leben negativ beeinträchtigen.

Aus diesem Grund empfehle ich Ihnen (nicht nur) folgende weiterführende Literatur und Internet-Seiten, auf die ich mich auch teilweise im Text (mit den entsprechenden Kennzeichnungen) beziehe:

**Paas'sche Heftchenreihe:**

**Kurz und klar: Gesunde Ernährung**
ISBN 978-3-86582-920-7, 52 Seiten, 4,95 €

**Kurz und klar: Gesunde Verdauung**
ISBN 978-3-86582-921-4, 52 Seiten, 4,95 €

**Kurz und klar: Fruchtzucker-Unverträglichkeit**
ISBN 978-3-86582-923-8, 52 Seiten, 4,95 €

**Kurz und klar: Milchzucker-Unverträglichkeit**
ISBN 978-3-86582-922-1, 52 Seiten, 4,95 €

**Kurz und klar: Reizdarm-Syndrom**
ISBN 978-3-86582-924-5, 52 Seiten, 4,95 €

**Kurz und klar: Oligosaccharid-Unverträglichkeit**
ISBN 978-3-7357-2234-8, 52 Seiten, 6,95 €

[1] Doris Paas:
**Das Laktose-Intoleranz Buch**
Alles, was Sie über die
Milchzucker-Unverträglichkeit wissen möchten
ISBN 978-3-86582-531-5
Paperback, 397 Seiten, 19,50 €

**Internetseiten**
[2] www.dorispaas.de/zoeliakie-behandlung#lieferanten
[3] www.dzg-online.de
[4] www.dorispaas.de/lebensmittel-datenbank-info
[5] www.zoeliakie-treff.de
[6] www.nakos.de

---

**Bildnachweise:**
Seite 8 (kleine Zeichnung): Carsten Föhlich
Seite 16: Wolfgang Fröhlich
alle anderen Zeichnungen und Bilder: Doris Paas

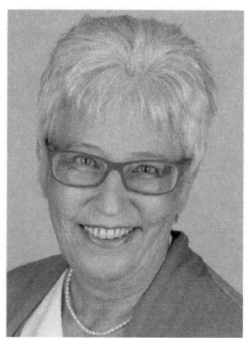

**Über die Autorin**

Doris Paas, Jahrgang 1952, ist ausgebildete Lehrerin und Ernährungs- und Gesundheitspädagogin und Betriebliche Gesundheitsmanagerin. Während ihrer Arbeit in verschiedenen Krankenhäusern sammelte sie weitreichende medizinische Erfahrungen und ist Autorin mehrerer Fachbücher und Veröffentlichungen in medizinischen Fachzeitschriften. In ihrer Praxis berät Doris Paas Klienten u.a. mit dem Schwerpunkt Nahrungsmittel-Unverträglichkeiten.

Doris Paas
Praxis für Ganzheitliche
Gesundheitsberatung und Prävention
Gneisenaustr. 17
53842 Troisdorf
Telefon: 02241/97 53 26
eMail: info@dorispaas.de
Internet: www.DorisPaas.de und
www.ganzheitliche-gesundheitsberatung.de